Lk⁷2278

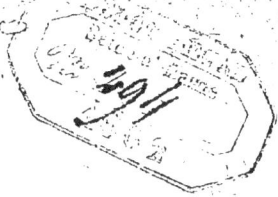

OBSERVATIONS

D'UNE NOUVELLE SACRISTIE

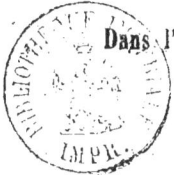

Dans l'Église paroissiale de Coulommiers.

———◦∞◦———

Le projet d'érection d'une nouvelle sacristie pour l'église paroissiale de Saint-Denys de Coulommiers soulève plus d'une question d'art et de convenance. Pour apprécier sérieusement, sainement ce projet, il ne suffit pas de s'inscrire pour ou contre la ligne rouge ou la ligne bleue, tracées sur le sol, il y a lieu d'évoquer des considérations générales d'un ordre plus élevé.

L'église Saint-Denys a été édifiée à la fin du xi⁰ siècle — 1080 environ. — Les preuves sont évidentes. — Par des causes inconnues, l'abside, (chevet,) ayant faibli, a été reconstruite dans la première moitié du xiii⁰ siècle (entre 1220 et 1240), selon les formules de l'architecture ogivale qui régnait alors; mais sur le même plan. Ce plan est complet et pourrait être restitué facilement. Il est le point de départ de toute restauration. Les constructions ou reconstructions faites, tant au xv° qu'au xvi° siècles, n'offrent qu'un intérêt secondaire; elles sont l'œuvre de maçons ignorants des lois organiques et des traditions du grand art enfanté par les *logeurs du bon Dieu*, aux temps de Philippe-Auguste et de Saint-Louis. Le désordre architectural qui règne dans notre église et qui la rend célèbre parmi les plus défigurées, provient des erreurs de ces dernières époques. Il a été malheureusement perpétué jusqu'à nos jours. On a tout méconnu, tout modifié, tout renversé. Si, d'aventure, la pauvre église est encore debout, c'est, assurément, par un effort d'équilibre et d'habitude.

L'église du xiii° *siècle doit elle être conservée et restaurée selon le plan primitif ?*

Tous les hommes de l'art *qui sur ce ont été appelés*, ont résolu la question dans le sens le plus affirmatif. — Le doute n'était pas permis.

L'idée de construire une nouvelle église, en style pseudo-grec ou romain, sur un emplacement quelconque de la ville, ne mérite guère d'être discutée.

Pour en faire entrevoir l'impossibilité au seul point de vue du budget municipal, il suffira d'affirmer, avec M. Eugène Millet, qui a été consulté sur cette éventualité, qu'une église nouvelle, de style gothique, comme celles de Belleville, de Nantes, de Moulins, de Saint-André de Bayonne, construites depuis dix années exigerait une dépense d'un million environ, tandis que la restauration *complète* de l'édifice actuel absorberait moins de quatre cent mille francs. — Une ville comme la nôtre, dont les ressources financières sont très-bornées, n'a pas le droit de se permettre une

telle fantaisie ; d'ailleurs, à part certaines considérations d'un ordre purement moral, et qu'il est facile de
développer, il ne se rencontrera pas désormais un
ministre du gouvernement de la France pour sanction-
ner un tel acte de prodigalité.

Eh quoi ! l'église n'est-elle plus le cœur d'une ville?
N'est-ce pas sous son abri maternel que se sont grou-
pées, à l'aube de la civilisation, les populations éparses
jusqu'alors? N'est-ce pas, attachées à ses flancs, que
se sont élevées toutes les habitations : le castel cre-
nelé du seigneur, aussi bien que l'élégante maison du
bourgeois enrichi et l'humble logis de l'artisan?
N'est-ce pas à l'ombre du clocher que les familles
opulentes ou pauvres, ont vécu et grandi? Les souvenirs de tous les âges, heureux ou tristes, se réveillent
au seuil de l'église : le nouveau né y a été porté pour
entrer dans la grande communion chrétienne; l'adulte,
agenouillé aux pieds des autels, est venu demander
la consécration et la bénédiction de son union conju-
gale; à chaque pas qu'on fait dans l'église, on foule
les ossements des ancêtres endormis dans la paix d'une
terre bénie. Sur les murs, dans les réseaux des fenêtres, aux clefs pendantes des voûtes, ceux-ci retrou-
vent un nom vénéré, ceux-là un blason oublié, — car
tous en avaient, même les plus humbles métiers ; —
partout on lit des épitaphes, véritables généalogies
des familles, jalons précieux pour l'histoire de la cité.
Qui n'a connu la puissance d'émotion qu'engendre
l'apparition subite du clocher du village? Quel homme,
même, au déclin de la vie, a pu retenir une larme de
joie, en revoyant, après une longue absence, ce phare

irradiant et toujours lumineux? Allez! allez, ces temples bêtes, travestis à la grecque ou à la romaine, outre qu'ils sont très-laids et coûtent plus cher que les autres, sont vides de souvenirs et ne disent rien du passé; bâtards d'un art que l'ironie seule peut nommer, boîtes de plâtre aux plafonds plats, sans ombre pour cacher les larmes du repentir ou les joies de l'âme épurée, voilà les édifices religieux qu'ont su faire des architectes dégénérés! Ah! croyez-moi, ne touchez pas à nos vieilles églises, n'ébranlez pas les voûtes gothiques, ne renversez pas ces sanctuaires imprégnés d'un long amour et des parfums d'un encens séculaire; c'est dans ceux-là que le peuple prie encore!

Donc, l'église actuelle doit être conservée; mais ramenée à l'unité de plan qui faisait sa force et que l'on a trop longtemps méconnue.

Dans cet état, il conviendrait de commencer par le commencement, de recourir sans hésiter, aux principes de l'architecture ogivale. Mon ami M. Eugène Millet, l'un de nos architectes contemporains dont l'opinion fait autorité dans les conseils du gouvernement, a judicieusement indiqué le mode de procéder : — *Refaire un plan d'ensemble* des restaurations nécessaires, en tenant compte des exigences nouvelles, et parmi ces exigences, de l'une des moins contestables — *l'érection d'une sacristie*, digne d'une paroisse aussi importante que celle de Saints-Denys de Coulommiers.

C'est là le point en litige; aussi, et *à priori*, je crois utile de relater ici quelques renseignements sur les sacristies.

Pendant le moyen-âge, une niche ouverte dans la muraille, le plus souvent une armoire, dont quelques unes, heureusement conservées, ont été décrites par M. E. Viollet Le Duc, suffirent aux prêtres pour renfermer les vases sacrés et les ornements sacerdotaux. Plus tard, en raison du clergé nombreux attaché au service des cathédrales et des églises, les cloîtres, les salles capitulaires, les chapelles accessoires servirent aux ecclésiastiques pour prendre et déposer leurs vêtements de chœur. Mais ces vêtements, devenant chaque jour plus amples, et plus incommodes, grâce aux formes ridicules que la mode leur imposait et leur impose encore, il fallut créer des logements spéciaux, inventer des meubles très-vastes pour caser et conserver ces chapes, ces dalmatiques faites d'étoffes épaisses, doublées de bougrans et autres toiles fortement empesées. Ces sacristies, bien différentes des *secretarium* et des *armarium* des anciens temps, — celles, en un mot, que nous voyons aujourd'hui, — datent seulement du milieu du xvii⁰ siècle. Modestes auprès des églises rurales, elles deviennent de véritables salons dans les cathédrales et les grandes abbayes des Prémontrés et des Bénédictins, aux temps de Louis XIV et de Louis XV. Inutiles pendant les premiers siècles, elles sont aujourd'hui des appendices nécessaires à toutes les églises grandes ou petites. Les habitudes actuelles, que je voudrais bien blâmer, et qui ont force de loi, rendent les sacristies absolument nécessaires et obligent même à en augmenter l'étendue. Après la célébration d'un mariage, n'est-ce pas à la sacristie que se rendent les nouveaux conjoints pour recevoir

les félicitations de leurs invités? A la suite d'un bap-
têmé, les parrain et marraine, tous les patrons du nouveau né, ne se réunissent-ils pas à la sacristie pour
apposer leurs signatures sur l'acte rédigé par le prêtre,
et présenter leurs hommages à l'accouchée? — On a
fait de la sacristie un salon de reception. Dans l'état
dé nos mœurs, ce salon peut n'être pas un apparte-
ment; il ne saurait être un bouge étroit, malpropre,
privé d'air et de lumière, comme la sacristie actuelle de
notre église. C'est un abus, mais qui le réformera? On
peut le blâmer; mais le déraciner, impossible! Car
c'est la Mode qui l'a créé et le maintient.

Il y a plus, et j'y insiste, — si la sacristie, en géné-
ral, — doit rester ce qu'elle est de fait: *un parloir* et
non un lieu de recueillement pour le prêtre qui va se
rendre à l'autel, il convient de la diviser, de reléguer
sur un autre point de l'édifice le *bas chœur*, toujours
turbulent et bruyant. — On verra tout à l'heure que
cette division est facile, dans notre église paroissiale,
si l'on veut prendre la peine d'étudier sérieusement
et sans préoccupation des intérêts ou des désirs parti-
culiers, les surfaces disponibles.

Revenons à l'abside ou chevet.

La forme polygonale de l'abside est intacte, en ap-
parence du moins; si à l'intérieur les parties supérieu-
res ont faibli à ce point de dénaturer la courbe géné-
rique des arêtiers et des formerets, c'est par l'emploi
des moyens empiriques qui ont ruiné le sanctuaire et
le chœur, en 1516, aussi bien qu'en 1724. Tous ces
chaînages absurdes ont brisé les arêtiers, les ont fait
fléchir vers le levant, en même temps qu'ils s'écar-

taient du nord au midi, en produisant un déversement,
impossible à croire, de toutes les lignes perpendicu-
laires des faisceaux, colonnes et piliers.

Si, à toutes ces époques néfastes de la vie de notre
édifice paroissial, on n'eut pas méconnu les plus simples éléments de la construction ogivale, le chœur
n'aurait rien perdu de sa force de résistance et résis-
terait encore aux atteintes de l'âge. Comment, des
marguilliers imbéciles ordonnent la destruction des
épaulements de l'édifice et ils s'étonnent de le voir
crouler? — Le 7 décembre 1546, un dimanche, entre
la messe et les vêpres, la voûte du chœur tombe tout à
coup! Croyez-vous qu'on songe à rétablir les contreforts
qui la soutenaient? — Point! — On fait pousser aux
flancs de l'abside, comme des verrues, des chapelles
hybrides et d'une architecture bâtarde. En 1723, cette
même voûte, si mal soutenue, succombe encore. Cette
fois, on est bien averti, on a dû connaître les causes
d'un affaissement répété. Non, c'était trop simple, et
l'on s'amuse à rééédifier la chapelle de la Vierge, au
nord-est, tandis que les contreforts, oubliés, restent
toujours comme des Caryatides au repos, les bras
pendants. — En 1775, un dernier marguillier, M. Besse,
va plus loin, il supprime tout d'un coup et tout à fait,
les murs qui reliaient les piliers en faisceaux du sanctuaire aux contreforts extérieurs, pour souder aux
épaules de cette pauvre abside constamment méconnue, deux goîtres qu'il serait trop facile de qualifier
plus sévèrement encore. — Qu'on me permette une
comparaison ! Que penserait-on d'un médecin, qui,
ayant à traiter une maladie organique du cerveau ou

de l'estomac, ordonnerait des cataplasmes émollients sur les mains et des sinapismes aux pieds ? Tels ont été le diagnostic et la médication des maçons du XVIe et du XVIIIe siècles, à l'endroit de l'édifice qu'ils avaient débilité.

Il y a quelques mois à peine, n'allait-on pas plus loin encore, quand, méconnaissant les lois les plus simples de la statique, sans s'inquiéter de la différence incalculable qui existe entre des matériaux anciens, poreux, dénaturés, et des matériaux nouveaux, humides, sans homogénéité, on allait charger de *fer* et de *plâtre*, une voûte aux reins épuisés, aux jambes titubantes, comme celles d'un homme ivre. C'était du fer que l'on proposait, — du fer, entendez-vous bien, — recouvert de plâtre pour simuler des arêtiers. Fer et plâtre, quel amalgame ! Et la belle invention ! Passe encore pour les gares des chemins de fer, pour les chantiers, les grands ateliers de l'industrie, constructions régies par d'autres lois que celles des monuments anciens. — Et toutefois, dans ces édifices qui ne comportent que l'utile, et peuvent se passer de la beauté, les ingénieurs qui les créent se gardent bien de marier des matières insoudables, le fer et le plâtre, par exemple, ayant chacun leur rôle, mais séparé, distinct et ne pouvant être confondu. On s'applaudissait de ces merveilles futures, quand la parole grave d'un très-habile architecte, notre regrettable Danjoy, vint disperser toutes ces imaginations. Le mal sera moindre, dit-on ; — on a pris un parti qui concilie toutes les exigences, je le veux bien ; mais, encore une fois, où était l'urgence ? Quel était le péril ? Nous fera-t-on

croire que quelques écailles d'un mince enduit mena-
çaient la sécurité des fidèles! Non, la menace n'est pas
là; elle est partout, c'est vrai, — et personne n'en
doute, — comminatoire, comme on dit en style de
procureur, mais non imminente; l'heure précise du
cataclysme ne saurait être indiquée, mais cette heure
est prévue, et ne peut être dépassée. C'est au cœur de
l'église qu'est la blessure la plus saignante, elle est
toujours ouverte et n'a jamais été pansée; c'est sur
celle-là que j'appelle tous les efforts, tous les moyens
de guérison. — Le sanctuaire une fois sauvé, avec le
temps et de la patience on sauvera le reste.

Nous ne devons pas renouveler ou continuer les
maux causés par l'ignorance de nos devanciers. Profi-
tons de l'expérience acquise; ne continuons pas, ne
hâtons pas surtout l'œuvre de destruction d'un monument, déjà si éprouvé, par d'intempestives et douteu-
ses améliorations. Attachons nous au contraire aux
moyens de le sauver et de le léguer encore viable aux
générations qui nous suivront.

Le premier, le principal de ces moyens est fort simple. Il a été indiqué nettement par les *artistes* compé-
tents. (Ce n'est pas sans intention que je souligne ce
mot : *artistes*; je pense et je suis loin d'être seul dans
cette conviction, que lorsqu'il se présente une question
d'art, surtout en matière de monuments anciens, c'est
aux artistes et aux archéologues qu'il appartient de la
résoudre, et non aux administrations locales, si intel·
ligentes et si dévouées qu'on les suppose. Ce déplace-
ment d'appréciation a été fatal à plus d'un monument de Paris et de la province.)

Il faut réconstituer les piliers butans du sanctuaire, rendre à ces contreforts une action conservatrice, en un mot, relier par des murs de même nature que ceux du reste de l'édifice, les contreforts et les piliers faisceaux. La conservation de l'abside est à ce prix. Aucun terme moyen n'est acceptable, et il n'y a point à hésiter quand il s'agit de la sécurité publique, quand on est sûr de prolonger ainsi et indéfiniment l'existence de l'édifice.

Pas de provisoire! — Accidentel ou volontaire, celui qui régit notre malheureuse église depuis quatre siècles lui a été trop fatal. Le provisoire, d'ailleurs, se perpétue, s'éternise, sans cesser d'être onéreux. — En veut-on la preuve? Depuis le commencement du siècle, on a dépensé pour l'église, tant à l'extérieur qu'à l'intérieur, plus de *cent mille francs!* On a maçonné la tour, les pignons du sud, on a rejointoyé ça et là, et de quelle façon, hélas! l'appareil des contreforts et des grands murs. A l'intérieur, on a dispersé ce qui avait échappé aux iconoclastes de 1793; les vieilles boiseries ont été remplacées par des œuvres vulgaires de menuiserie; on a livré à je ne sais quel industriel les vieilles tombes pour les scier et les convertir en carrelage de salles à manger; les panneaux épars des verrières, dont notre église s'enorgueillisait, ont été taillés en bordures multicolores; on a encadré d'affreuses toiles dans les rétables des autels, et quand le tout a été bien badigeonné, peinturluré, ciré, verni, doré, on s'est réjoui de cette belle œuvre de maculation, plus déplorable assurément que les profanations dues à l'idiotisme des révolutionnaires. Sans doute la bonne intention peut servir d'excuse à l'erreur et mon indignation ne va jusqu'à la haine que pour les spéculateurs éhontés qui, s'abritant sous la volonté d'une pieuse donatrice, n'ont pas craint de tailler en plein drap dans cette pauvre église, deshonorée en 1793 par les commissaires en cette partie; je ne méconnais point la générosité de l'entreprise, le désir sincère d'être utile; mais au demeurant, quel est le sort de toutes ces grandes largesses? Après moins de trente années d'existence, ces chefs-d'œuvre de l'industrie au rabais sont devenus friperies et oripeaux qu'on relègue dans les recoins les plus obscurs ou qu'on expulse avec les ordures. Tout a été donné en pure perte; aujourd'hui, il faut recommencer à grands frais, réparer les maux du passé, suffire aux besoins quasi nouveaux de la convenance et de l'art.

En vérité, je vous le dis, rien n'a été fait, rien, absolument rien, pour assurer la consolidation et la conservation de notre église.

En sera-t-il toujours ainsi? J'ai besoin de croire le contraire.

Résumons cette première partie de nos observations.

Je crois avoir démontré jusqu'à l'évidence que ce qui a toujours manqué à notre église, c'est une direction; à aucune époque on ne reconnaît aucune vue d'ensemble dans les projets qui sont produits; on exécute, tantôt au caprice de la marguillerie, tantôt pour obéir à la mode, comme lorsqu'il s'est agi du clocher et des deux chapelles terminales des bas côtés. Nos concitoyens ont devant les yeux les résultats de ces divers régimes.

Nous sommes arrivés a un âge de civilisation qui ne nous permet plus de perpétuer de semblables errements. Si l'invention, quoiqu'on dise, fait défaut dans les arts contemporains, utilisons sagement les études rétrospectives que notre siècle a remises en honneur. — Les principes du style d'architecture que l'on appelle *Gothique,* nous sont aujourd'hui connus; un *maître de l'œuvre,* jeune encore, Dieu merci, et dont le nom est une des gloires de notre temps, M. Eugène Viollet-Le-Duc, en un mot, les a formulés dans de beaux et bons livres qui sont aujourd'hui entre les mains des artistes aussi bien que des gens du monde. Il n'est plus permis de les ignorer.

C'est, fort de ces principes, qu'il professe d'une manière si éclatante, que M. Eugène Millet, l'un des disciples les plus convaincus du maître que je viens de nommer a tracé la marche à suivre.

« *Faire un plan d'ensemble de la restauration totale de l'église.* C'est l'a, b, c. de toute entreprise, aussi bien pour une église que pour une maison. »

« Exécuter les travaux au fur et à mesure, et selon les finances disponibles, en donnant toujours la préférence aux travaux d'urgence.

« Et au premier rang de ces travaux d'urgence, la restitution des points d'appui du sanctuaire, c'est-à-dire des deux murs reliant les contreforts extérieurs aux piliers faisceaux qui portent les voûtes du chœur et du sanctuaire. »

Qui contestera la sagesse de ces conseils ?

« La restauration complète de l'abside, du sanctuaire et du chœur, en y comprenant l'établissement des sacristies nouvelles, ajoutait M. E. Millet, — peut coûter de 40 à 45 mille francs. Ainsi restaurée, cette partie de l'édifice vivra autant qu'elle a déjà vécu.

Mais si l'on procède autrement, si l'on s'égare dans les détails du provisoire, on aura bientôt absorbé un capital égal à celui qui est nécessaire pour l'œuvre utile, et l'on n'aura rien fait pour le maintien et la durée de l'édifice. Le péril ne sera même pas détourné, peut-être sera-t-il rapproché. » — Avant tout, consolidez, consolidez !

M. E. Millet a-t-il prédit juste ? Je le crains.

———

Je sais bien qu'en instituant une enquête sur un simple alignement, on n'a pas songé à provoquer l'opinion sur l'opportunité et la convenance de tous les travaux projetés dans l'église paroissiale ; mais je suis de ceux qu'on n'abuse pas facilement, et je me suis promis de ne point laisser étouffer sous une vulgaire question de voirie, mal posée, mal comprise, d'autres questions qui intéressent d'une manière plus grave, l'avenir de l'église de Coulommiers. C'est un droit que j'exerce comme citoyen ; c'est aussi un devoir, et pour d'autres raisons que l'on comprendra, sans que j'aie besoin de les énoncer ici.

———

Il me reste à parler du projet de construction d'une sacristie. Conséquent à mes principes, je n'ai point voulu placer la charrue devant les bœufs, parler de la rue avant l'église. Les courbes d'une rue sont flexibles ; le plan d'une église est rigide, immuable ; — on l'oublie trop.

J'ai dit plus haut ce qu'était une sacristie autrefois, ce qu'elle est aujourd'hui. La sacristie existante suffisait aux besoins anciens, elle ne convient plus aux usages actuels. Cette vérité est tellement évidente que je n'essaierai pas de la prouver. Donc une sacristie nouvelle, plus vaste, plus propre, mieux aménagée que l'ancienne, est *nécessaire, absolument nécessaire* ; ceux qui connaissent les coins et détours du corridor fétide qui en tient lieu, comprendront l'impatience du pasteur qui veut échapper à cette atmosphère malsaine, et rendre un peu de dignité au seul lieu propre à la retraite dans son église. Mais s'en suit-il que cette augmentation doive être immédiatement résolue, dès demain, avant l'hiver, — que l'accessoire prenne comme toujours la place du principal, — que la consolidation soit renvoyée à je ne sais quelles kalendes, pour une superfétation nouvelle ; non-seulement je ne le pense pas, mais je ne saurais admettre ce déni de raison. — Consolidez ! consolidez !

Cependant, ce point étant établi qu'une nouvelle sacristie est nécessaire, où la placer ? — De toutes parts, l'espace fait défaut !

Un jour viendra peut-être, où continuant sa marche vers l'ouest, l'église envahira la place Saint-Denys et l'ilot septentrional qui l'obstrue. Augmentée alors d'un espace supérieur à celui qu'elle perdrait vers l'orient, on pourrait établir une sacristie au flanc nord du chœur. Mais que de dépenses pour un maigre résultat ! Un instant on a pu penser à l'appropriation de la maison dite des *Vicaires*, mais il fallait un pont, comme celui des Soupirs, à Venise, pour relier l'église à la maison ; les obstacles et les impossibilités se superposaieut contre un pareil projet. Du côté du sud, pas un pouce de terrain à conquérir ! Mais à l'est, *au cousté oriental*, on avait déjà conquis, en d'autres temps, plus de trois mètres de profondeur pour ces deux monstrueuses chapelles érigées en 1775. Quoi de plus simple que d'utiliser et d'élargir cet espace ! Telle est la pensée qui a servi de base au projet de construction d'une nouvelle sacristie. Et en vérité, je le reconnais, bien qu'à regret, il n'y avait point à choisir. Toutefois, si dans l'état présent des choses, il faut subir cet emplacement, je ne l'accepte, pour ma part, que sous toutes réserves, et parce qu'il y a impossibilité absolue, incontestée de faire autrement. Personne ne croira qu'un enfant du pays, assez soucieux de la dignité et de la beauté de sa ville natale, qu'un artiste attaché officiellement aux travaux historiques patronés par le gouvernement de l'Empereur, regarde, de gaieté de cœur, dénaturer encore une fois et pour longtemps sans doute, les lignes extérieures d'une abside complète, qu'il voudrait voir dégagée jusqu'à sa base, et rendue enfin a sa physionomie primitive.

Le premier projet présenté par l'architecte M. Richebois, à l'appui du devis des travaux à exécuter, est le seul qui puisse être pris en considération, sauf les réserves qui vont suivre ; car seul il appuie le tracé de la sacristie *à angle droit sur l'axe longitudinal* de l'église. Il n'y a point à chercher ailleurs ; tous les tracés qui ont été proposés depuis, et qui ne reposent pas sur cette base, doivent être repoussés énergiquement, *parce que*, quelque soit l'angle adopté, obtus ou aigu,

ils ajoutent une difformité de plus à l'édifice déjà trop
malmené. C'est ici une question de bon sens, et si
simple qu'elle ne devrait pas être soulevée. La ligne
droite est la plus courte, la plus rationnelle, pourquoi
chercher toutes ces diagonales, renflant ou resserrant
un édifice qui doit rester régulier? Pour donner plus
d'espace au trottoir, pour ne pas obstruer la rue! —
Nous verrons tout à l'heure ce que valent ces asser-
tions.

Le plan de M. Richebois est judicieux, mais il n'est
pas complet, toujours par l'absence de ce *plan d'ensemble*, que je ne cesserai de réclamer. Je n'insiste
pas sur certains détails qu'il conviendra de rectifier,
si la construction de la sacristie est entreprise, notam-
ment le sommet de la toiture reposant *sur* l'égoût de
la fenêtre, quand il doit être engagé *sous* le cordon,
l'emploi du zinc, matière qui manque de sévérité, la
forme en accolade des fenêtres, qui appartient presque
exclusivement au xvi° siècle, et qui serait disparate
avec les lancettes de l'abside; ces détails importent
peu pour le moment; mais il n'est question que d'une
sacristie, et il en faut deux. Oui, DEUX! Combien de
mes concitoyens vont se récrier!

Il faut être conséquent. Si du côté nord-est, on dé-
truit la chapelle du *Bon Pasteur* pour la remplacer par
une construction régulière, anéantissant malheureusement une forme malencontreuse, et qu'on laisse sub-
sister pour un temps indéterminé, la chapelle de *la
Vierge* dans son état actuel, que devient le parallé-
lisme des deux constructions, qui, bien qu'épouvan-
tables et d'un style impossible à décrire, ont une appa-

rence de régularité, une véritable homogénéité? On
retombe dans cet éternel cahos, dans ce désordre
inexprimable, qui semblent exister à l'état normal
dans notre pauvre église. Si l'on accepte une construction au flanc nord, il faut en admettre une de
même nature au flanc sud. L'une ne peut apparaître
sans l'autre. Telle doit être la condition architectu-
rale et pittoresque de l'abside. Quoiqu'il arrive, que
les deux côtés ou qu'un seul côté (le nord) de l'abside
polygonale, soient occupés par une construction quelconque, la chose sera laide, très-laide, car on n'em-
pâte pas les soubassements d'un monument sans ajou-
ter à leur lourdeur. Mais qu'y faire? On ne peut sortir
de ce dilemme : supprimer totalement les chapelles de
la Vierge et du Bon Pasteur, pour rester fidèle au plan
primitif de l'abside, ou accepter deux constructions
parallèles, les remplaçant et dans de meilleures conditions. Ces deux sacristies donnent satisfaction à
toutes les exigences, l'une, au nord, celle qui est pro-
posée, est réservée au clergé ; l'autre, au sud, donnant
une superficie de près de 30 mètres, recevra le bas
chœur. Je n'entre pas, à dessein, dans le détail des
dispositions intérieures qui devront être indiquées sur
un nouveau plan. Par suite de cet accroissement de
la superficie réclamée pour la sacristie nouvelle, la
ligne extérieure des deux sacristies, en l'admettant
toujours horizontale à la perpendiculaire de l'église,
et malheureusement fixée à dix centimètres en retraite
de l'extrémité du contrefort, peut être reportée à
l'angle intérieur de telle façon que le contrefort, chose
importante, ne soit pas engagé totalement dans le

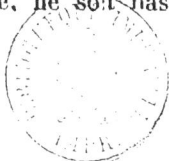

construction nouvelle et qu'il n'y ait à protester contre aucun envahissement du trottoir et par suite de la voie publique. — Tout cela est bien simple et le crayon vaudrait mieux que la plume pour le démontrer. L'opinion publique a été égarée par des gloses irréfléchies, par des plans inexacts. On a prétendu que la construction nouvelle rendrait plus rares encore l'air et la lumière pour les habitations voisines. Rien n'est moins vrai. Que l'on compare l'élévation du pignon actuel des chapelles de la Vierge et du Bon Pasteur, avec la hauteur du toit proposé pour la sacristie (je dis, moi, pour les *deux* sacristies), et l'on reconnaîtra qu'un tiers au moins de la hauteur des pignons est supprimé et rend à la circulation une notable quantité d'air. Quant à la lumière, elle est loin d'être *obfusquée* puisqu'elle pénètre plus rapidement sur le pavé. Aucune maison n'a le droit de s'en dire privée, au nord, au sud et à l'est, puisque les constructions projetées auront une hauteur moindre de celles qui existent et qui n'ont jusqu'ici fourni la matière d'aucune réclamation.

La question de voirie peut être résolue facilement. Il suffit de la dégager des malentendus qui l'ont entravée. Le droit ne peut être mis en doute. L'église est une propriété communale, régie par le conseil de fabrique. Ce conseil a le droit, et c'est son devoir, de demander à l'administration municipale, en vue des constructions projetées, un alignement définitif. Il faut pourtant que cette dernière s'exécute. Et si, d'aventure, cette administration municipale s'avisait, comme il est arrivé dans un grand nombre de villes de

France, — j'en puis témoigner. — de clore cette abside exposée à toutes les maculations, par une grille ou tout autre obstacle au dépôt des ordures, croit-on que cette clôture devrait épouser intimement toutes les formes extérieures de l'édifice? Ce serait non-seulement puéril, mais ridicule. On limiterait cette enveloppe par un tracé ample, régulier, sans souci des ressauts des contreforts. Et ce tracé, soyez-en sûrs, emprunterait à la rue des espaces plus considérables que ceux demandés pour la nouvelle sacristie. En définitive, qui donc pourrait s'y opposer, s'il était concédé à la voie publique un espace suffisant pour la circulation des voitures et l'accès des habitations riveraines?

Il y a malentendu, je le répète, et je le regrette.

Dans son plan que je voudrais plus étudié, M. Richebois a reproduit la véritable disposition des constructions actuelles de l'église, mais il a négligé de montrer le plan des rues et des trottoirs adjacents. — M. Chevalier, au contraire, fidèle à son métier d'arpenteur, a négligé tout à fait l'église, dont il ignore le mécanisme architectural, pour ne s'occuper que des alignements existants. De là, une étrange confusion. Une étude ne peut se compléter par l'autre. Il serait bon que, dans l'intérêt de l'œuvre qu'il a préparée, l'architecte M. Richebois refît le plan de l'abside, en y ajoutant cette fois celui des trottoirs et des rues, sans lequel il est impossible d'apprécier les observations et les réclamations produites dans l'enquête. Ce travail est la pièce principale, le pivot de toute l'opération. S'il eut figuré parmi les pièces de l'enquête, l'opposition contre le projet eut été unanime ou complétement nulle. Elle eut été nulle, j'en ai la conscience, si, par un peu de bon vouloir, on eut apporté quelque lumière sur une question qui ne peut se résoudre par des dires contradictoires ou des croquis trop dédaigneux de l'intelligence de nos concitoyens.

Il faut enfin résumer cette longue discussion; j'aime à croire que mes concitoyens ne la trouveront pas oiseuse. En d'autres temps, je l'eusse certainement négligée, non par indifférence; j'aurais laissé faire, laissé passer. Mais, notre ville touche à un moment décisif; tout à l'heure la ligne de fer va la relier à Paris; elle sera presque un faubourg de la capitale. C'est le moment de la parer pour en faire honneur à nos hôtes futurs. Et ceux-là ne nous épargneraient pas les quolibets, si nous leur présentions notre église dans un état de désordre et de délabrement dont rougirait le plus humble desservant d'une chapelle rurale. M. le Maire de Coulommiers partage depuis longtemps cette manière de voir, et nous savons tous avec quelle sollicitude il poursuit l'œuvre de régénération et d'embellissement de notre ville. — Que tout malentendu cesse ! Réunissons nos efforts communs pour hâter l'accomplissement de ces nouvelles destinées.

Je conclus :

1° Étude préalable d'un plan d'ensemble de toutes les restaurations à faire à l'église paroissiale.

2° Exécution *partielle et successive* des travaux au fur et à mesure des ressources financières de la fabrique et de la commune.

3° Rétablissement *immédiat et simultané,* ou tout

au moins très-prochain et sans conditions aléatoires, des points d'appui du sanctuaire et du chœur.

4° Alignements définitifs des rues et trottoirs avoisinant l'église, en prenant pour points de départ, non les rues et les maisons qui les bordent, soumises à des modifications et à la loi d'expropriation, mais l'église elle-même, dans sa forme actuelle qui ne peut être comprimée ou resserrée par le caprice d'un agent-voyer. — Etablir pour l'alignement oriental une parallèle à la ligne horizontale de l'abside, avec deux pans coupés, nettement dessinés et pris, l'un du côté nord à 11 mètres environ du centre de l'abside, et l'autre du côté sud, à 8 mètres environ du même centre. Ces pans coupés, on les reconnaîtra, reproduiront exactement ceux du polygone de l'abside, disposition heureuse et d'un grand intérêt pour l'effet perspectif du chevet, de quelque côté qu'on l'envisage. Par ce moyen, la viabilité devient plus facile pour l'ancienne rue du Montcel-Sainte-Foy, aussi bien que pour la ruelle de la Procession. Si d'autre part, on réduit à sa juste proportion (un mètre de largeur) le trottoir opposé, à l'angle de la cour de Houilles, la rue devient régulière et praticable pour toutes les habitations voisines. Et qu'on me permette de le faire remarquer, l'axe de cette rue n'est commandé par aucun centre régulier, il peut être incliné sans inconvénients pour personne.

5° L'alignement de la rue étant déterminé d'une manière sûre et conforme aux principes que j'ai établis plus haut, les fondations des nouvelles sacristies trouvent leurs places sans efforts, sans empiétements sur la voie publique, puisqu'elles ne font que rempla-

cer les constructions existantes; mais à cette condition
toutefois, que le tracé extérieur proposé par M. Richebois et modifié par des pans coupés, sera respecté.
Dans ce projet, le mur fermant la sacristie n'est que
la prolongation de celui de l'abside et n'atténue en
rien la saillie des contreforts, qu'il faut pourtant res-
pecter, tandis que dans les autres alignements proposés, on établit ce mur seulement à 10 centimètres
en retraite de l'angle saillant des contreforts, ce qui
ajouterait certainement à la laideur des nouvelles
constructions, et causerait plus d'un embarras, s'il y
avait lieu de remanier ou de restaurer ces soutiens na-
turels de l'édifice, qui doivent toujours rester dégagés.
— La superficie réclamée pour la sacristie nord serait quelque peu amoindrie par l'établissement de la
ligne droite, mais la sacristie sud lui rendrait bientôt
avec usure un espace plus que suffisant pour tous les
besoins nouveaux.

En fin de compte, pour l'usage de ceux — et le
nombre en est grand, — qui ne sont point familiers
avec les plans de l'architecture, ne pourrait-on édifier
en carton, en planches ou en argile une représentation
réduite de l'abside dans son état actuel, avec des pièces de rechange reproduisant les modifications propo-
sées? Tout le monde y verrait clair avec des alignements tirés sur une table. Et l'on reconnaîtrait que
pas une partie d'air atmosphérique ne serait absor-
bée ou détournée par les nouvelles constructions,
que la voie publique resterait ce qu'elle est, en atten-
dant l'avenir.

Quant à la question d'appropriation extérieure, elle

ne peut être résolue que par un projet nouveau, complétement étudié dans tous ses détails, — nonobstant le *plan d'ensemble* que je réclamerai toujours, partout et avant tout.

J'ai essayé d'éclairer mes concitoyens sur la situation de cette *grosse* affaire de sacristie, qui, vue sous son jour véritable, n'est guère, au demeurant, qu'une tempête dans un verre d'eau. Indépendant et toujours en dehors des passions et des intérêts qui s'agitent, je crains bien de n'avoir satisfait ni les uns ni les autres. C'est un sort prévu pour qui tient une plume! A tous, je ne puis répondre que par cette vieille devise : *Etiam si omnes, ego non.*

ANATOLE DAUVERGNE.

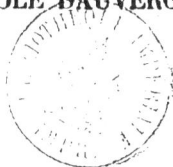

Coulommiers, le 18 octobre 1862.

Coulommiers. — Typographie A. MOUSSIN.